EXTIRPATION

DE

QUELQUES TUMEURS DE LA FACE

PAR LE MORCELLEMENT

ET LES PINCES EMPORTE-PIÈCES

PAR

Le D Albert MOULONGUET

Ancien interne en médecine et en chirurgie des Hôpitaux de Paris
Membre de la Société clinique de Paris
Membre correspondant de la Société anatomique
Médaille de bronze de l'Assistance publique Externat 1884, Internat 1888)

PARIS

G. STEINHEIL, ÉDITEUR

2, RUE CASIMIR-DELAVIGNE, 2

1889

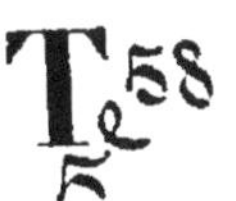

EXTIRPATION

DE

QUELQUES TUMEURS DE LA FACE

PAR LE MORCELLEMENT
ET LES PINCES EMPORTE-PIÈCES

EXTIRPATION

DE

QUELQUES TUMEURS DE LA FACE

PAR LE MORCELLEMENT

ET LES PINCES EMPORTE-PIÈCES

PAR

Le Dr Albert MOULONGUET

Ancien interne en médecine et en chirurgie des Hôpitaux de Paris
Membre de la Société clinique de Paris
Membre correspondant de la Société anatomique
Médaille de bronze de l'Assistance publique (Externat 1884. Internat 1888)

———— ◦)◦◦◦ ◦ ◦◦◦(◦ ————

PARIS

G. STEINHEIL, ÉDITEUR

2, RUE CASIMIR-DELAVIGNE, 2

—

1889

Nous sommes heureux en cette occasion de nous conformer à l'usage et d'adresser ici nos remerciements à nos maîtres dans les hôpitaux.

Nous n'avons pas oublié avec quelle bienveillance le Prof. Depaul nous reçut au début de nos études médicales ; il voulut bien nous accepter comme externe dans son service, nous adressons nos témoignages de reconnaissance à la mémoire de l'éminent accoucheur. Nous fûmes ensuite successivement externe de M. le Prof. Grancher et de M. le Prof. Bouchard. Voilà deux années dont nous garderons le souvenir. M. Grancher nous a appris à examiner et à ausculter un malade, personne mieux que nous ne reconnaît le prix d'un pareil service. Des voix plus autorisées que la mienne diront le respect et l'admiration qu'inspire la haute personnalité du Prof. Bouchard ; nous nous permettrons simplement de témoigner de sa bonté inépuisable envers tous ses élèves et de le remercier de l'honneur qu'il nous a fait en acceptant la présidence de notre thèse.

Nous eûmes le plaisir de faire notre première année d'internat auprès de M. Berger. Puis interne de M. Quinquaud dans son service de dermatologie à l'hôpital Saint-Louis, nous garderons de ce maître aimé le plus parfait souvenir. Toujours bon et affectueux à ceux qui l'entourent, travailleur infatigable, ayant en mains l'outillage nécessaire pour mener à bout ses recherches, ses conseils et son enseignement nous ont été précieux. Nous avons eu le bonheur d'être interne de M. Debove, pendant l'année 1887. Tout le monde connait l'intelligence vive, l'esprit ingénieux et inventif du médecin de l'hôpital Andral ; ceux qui savent combien il sait laisser à ses élèves de liberté de discussion et d'action, combien il encourage l'échange des idées, et comment il sait intéresser par ses conversations agréables et instructives estimeront comme nous l'utilité et le plaisir d'avoir eu un tel maître.

Nous venons de terminer notre internat chez M. Péan. C'est chez lui que nous avons pris les matériaux de ce travail, c'est un de ses procédés que nous allons essayer de mettre en lumière. Cette année, comme toujours, avec sa libéralité habituelle il nous a laissé puiser dans les richesses de son grand service de l'hôpital Saint-Louis.

Faire de la chirurgie et n'être qu'interne est un bonheur bien rare ; mais il est inappréciable quand on pense comme nous qu'avant d'être livré à ses propres forces, mieux vaut faire ses premières armes sous l'œil d'un tel maître.

Qu'il veuille recevoir ici l'hommage de toute notre reconnaissance.

Enfin, nous tenons à remercier publiquement notre ami Doléris, accoucheur de hôpitaux, qui du commencement à la fin a été notre maître et notre guide de tous les jours.

EXTIRPATION

DE

QUELQUES TUMEURS DE LA FACE

PAR LE MORCELLEMENT

ET LES PINCES EMPORTE-PIÈCES

AVANT-PROPOS

Il est commun d'entendre dire pour les choses de la médecine que rien n'est nouveau, et je ne sais s'il est des gens ou des méthodes à qui on n'attribue pas des précurseurs ou des précédents. Cette remarque peut s'appliquer à toutes les sciences d'évolution, à celles qui se modifient chaque jour et auxquelles des expériences ou des découvertes viennent à chaque instant apporter des matériaux nouveaux.

Il est clair que de tout temps le volume des tumeurs a dû être considéré comme une gêne et même une contre-indication opératoire et j'ignore qui le premier a songé à les amoindrir pour les extraire. Mais si, poser les indications du morcellement des tumeurs, établir ses règles, inventer ou indiquer l'outillage nécessaire pour le pratiquer, si vulgariser la méthode dans les leçons et les cliniques par la parole et par l'exemple, si, dis-je, tout cela constitue un honneur et un progrès chirurgical, M. Péan peut le revendiquer hautement.

Certes on trouve des observations dans lesquelles il est dit que la tumeur fut enlevée par morceaux ou par fragments. On n'ignorait pas que dans une région périlleuse, envahie par une tumeur poussant des prolongements difficiles ou délicats à atteindre, il était bon de se débarrasser des parties facilement accessibles pour voir plus clair et de disséquer ensuite les attaches profondes et importantes. C'était une façon de faire sage et prudente, excellente, mais qui avait le tort de ne s'appliquer qu'à des cas peu nombreux et mal déterminés ; c'était en quelque sorte une pratique exceptionnelle, elle ne constituait pas une méthode opératoire générale

Deux raisons semblaient s'opposer à sa vulgarisation et à sa généralisation; la première reposait sur un préjugé opératoire, la seconde sur un préjugé anatomique.

D'abord on la croyait incompatible avec le *jucunde* chirurgical, or faire brillamment était le but principal, le rêve suprême de l'opérateur. Enlever une tumeur d'une seule pièce, réséquer une articulation sans même ouvrir l'interligne articulaire étaient des satisfactions recherchées par les plus grands chirurgiens. Mais ceux qui ont vu morceller et extraire un gros fibrome utérin par la voie vaginale penseront j'espère que c'est là une opération aussi brillante que d'énucléer un kyste sans perdre une goutte de son contenu. D'ailleurs cette raison n'est que secondaire aujourd'hui ; à la chirurgie opératoire a fait place la chirurgie des résultats. L'opération à elle seule ne constitue plus le chirurgien ; elle n'est pour lui qu'un moyen d'assurer la guérison, aussi cherche-t-il à la faire complète et bonne. Qu'elle soit brillante, c'est bien, mais avant tout qu'elle soit sûre.

La seconde objection a également perdu sa valeur. On pouvait craindre en attaquant hardiment les tumeurs, en taillant à même dans leurs tissus de provoquer des hémorrhagies immédiates dangereuses pour le malade et génantes pour l'opérateur. L'étude anatomo-pathologique des tumeurs a montré qu'elles étaient, d'une façon générale, peu vasculaires à leur centre.

C'est à la périphérie ou dans leurs enveloppes qu'on trouve les gros vaisseaux. M. Péan insiste journellement sur ces dispositions anatomiques. C'est quand on touche, dit-il, à la périphérie des tumeurs qu'on a du sang ; on peut sans danger inciser franchement leurs parties centrales. Le fait est exact généralement, mais non d'une façon absolue et rigoureuse. Il est des tumeurs, et leur nombre est grand, dont la constitution est tellement vasculaire qu'il serait impossible de les morceller si on n'avait recours au pincement préventif et immédiat des vaisseaux. On trouvera dans la *Gazette des hôpitaux*, 1888, une série de leçons publiées par M. Péan et dans lesquelles il expose avec détails les différentes applications de la méthode : morcellement des tumeurs joint au pincement préventif des vaisseaux. Il montre par des exemples les plus variés qu'elle est applicable aux tumeurs de toute nature et de toutes régions et il n'a pas de peine à prouver qu'elle doit être considérée comme un modus faciendi chirurgical d'une utilité précieuse et d'un emploi journalier.

I

Primitives ou secondaires, les altérations du squelette
de la face sont fréquentes. Parfois le néoplasme a pour
point de départ le tissu osseux, d'autres fois la tumeur a
pris naissance dans les tissus voisins ou dans les téguments et a envahi les os secondairement. Dans les deux
cas la fibro-muqueuse qui revêt les lames osseuses et
tapisse les cavités de la face peut être intacte. Cette
constatation ne peut habituellement se faire que *de visu*
et lorsqu'on a enlevé toutes les parties malades ; elle est
cependant de la plus haute importance, et d'emblée on
peut s'en rendre compte. La fibro-muqueuse assure le
cloisonnement des cavités de la face ; tant qu'elle est
intacte ces cavités sont closes ; si au contraire le chirurgien la détruit, ces cavités communiquent largement
entre elles et restent béantes ; de là désordre considérable
tant au point de vue esthétique que fonctionnel et de la
réparation des lésions opératoires. Ainsi donc :

*Enlever sur la face les lames osseuses malades en res-
pectant la fibro-muqueuse qui les tapisse et qui est saine.
Exposer un procédé qui permette de mener à bonne fin
cette opération et qui n'est autre que le morcellement avec
les pinces emporte-pièces. Montrer les résultats avanta-*

geux que donne cette façon de faire, tel est le sujet de notre travail.

Il ne sera donc pas question de l'étude clinique ou anatomo-pathologique des tumeurs ou des dégénérescences des os de la face. Leur siège et leur délimitation nous intéressent seuls, et la reconnaissance de cette dernière ne peut habituellement s'obtenir dans cette région qu'au cours même de l'opération et lorsqu'on a déjà enlevé les parties malades. Nous n'avons pas l'intention d'entreprendre l'étude du morcellement des tumeurs en général, mais uniquement de celles qui, quoique ayant encore respecté la fibro-muqueuse sous-jacente, sont adhérentes ou inhérentes au squelette de la partie supérieure de la face à savoir : maxillaires supérieurs, sinus maxillaires, sinus frontaux, orbites, cavité des fosses nasales. Notre sujet se trouve donc bien limité, mais tel qu'il est, et avec les observations que nous rapportons à l'appui, il nous a paru assez intéressant pour faire l'objet de notre thèse.

Pour plus de clarté, il nous semble utile de rappeler ici l'anatomie du squelette de la face et d'étudier la fibro-muqueuse qui tapisse ses cavités.

En jetant les yeux sur un squelette de face humaine on est frappé par le nombre et le volume des cavités qu'il renferme, par la minceur et le peu de résistance des os qui les limitent et les séparent. En haut et de chaque côté une vaste cavité creuse, les orbites, s'ouvrant largement dans le crâne par la fente sphénoïdale et le trou optique. Une lame mince et cassante les sépare en haut de l'encéphale; plus fragile encore est leur paroi inférieure creusée d'un tunnel, pour le passage du nerf sous-orbitaire et les isolant d'une autre cavité sous-jacente, les sinus maxillaires. En dedans c'est une cloison formée de cellules osseuses qui sépare les orbites entre eux et des fosses nasales.

Au centre, sur la ligne médiane, un grand orifice triangulaire à base arrondie, l'ouverture des fosses nasales, au fond duquel on aperçoit des lames minces et fragiles cloisonnant et fragmentant cette vaste cavité; ce sont les cornets, le vomer, la lame perpendiculaire de l'ethmoïde.

Au-dessus d'elle entre les orbites, il semble qu'on arrive sur un terrain plus résistant. Mais sous une lame osseuse, plus compacte il est vrai, on tombe dans une cavité, les sinus frontaux.

Sous les orbites, de chaque côté du grand orifice médian, on voit les fosses canines ; ici encore le squelette paraît solide, on croit qu'on a affaire à une masse osseuse d'une grande épaisseur ; il n'en est rien : les maxillaires supérieurs sont creux et on n'a qu'à briser une lame mince pour tomber dans une grande cavité anfractueuse, les sinus maxillaires. Enfin le rebord alvéolaire du maxillaire supérieur ne fait lui-même que cacher et protéger la cavité buccale séparée des fosses nasales par la voûte palatine.

Ces quelques mots doivent suffire pour faire comprendre les ménagements qu'on doit observer dans la chirurgie du squelette de la face, et combien les dégâts seront considérables si par la destruction de ces cloisonnements on met à jour ces grandes cavités ou si on les fait communiquer largement entre elles. Fort heureusement la séparation est en réalité mieux assurée qu'elle ne paraît et ces lames osseuses sont doublées sur une ou sur leurs deux faces d'une fibro-muqueuse résistante. Cette dernière peut à elle seule protéger et isoler la cavité qu'elle tapisse, lorsqu'elle est privée de son revêtement osseux. Revenons avec plus de détails sur ces os et sur cette fibro-muqueuse.

Les fosses nasales offrent l'aspect d'une pyramide allongée d'avant en arrière à base inférieure à sommet supérieur tronqué en avant par les os propres du nez qui rétrécissent ainsi l'orifice antérieur de cette cavité. La cloison médiane si intéressante puisqu'elle soutient le

nez et lui conserve sa forme et ses dimensions est formée
par le vomer en bas et en arrière par la lame perpendiculaire de l'ethmoïde en haut et en arrière ; le cartilage
de la cloison remplit l'angle limité par les deux lames
osseuses et complète la séparation en avant c'est-à-dire
dans les narines. C'est lui qui est le vrai soutien des ailes
du nez mais son insertion sur le vomer et la lame perpendiculaire de l'ethmoïde, son point d'appui sur eux est
tel que la destruction de ces os entraîne son affaissement
et par suite la déformation du nez.

Les faces externes des fosses nasales répondent aux
sinus maxillaires et aux orbites ; on y voit les cornets
dont le rôle physiologique existe sans doute mais ne saurait arrêter le chirurgien ; leur destruction n'a pas d'in-
convénient sérieux. D'ailleurs si cette paroi externe a
son importance en séparant l'orbite des fosses nasales,
son utilité est moindre par rapport aux sinus maxillaires
et la large communication de ces deux cavités ne paraît
pas avoir de grands désavantages. La paroi inférieure
ou base de la pyramide sépare les cavités buccale et nasale et est de ce fait tapissée par une fibro-muqueuse
double qui pour nous lui donne son intérêt. Elle pourra
être ainsi attaquée soit par sa face supérieure ou nasale,
soit par sa face inférieure ou buccale. L'orifice antérieur
est formé par la concavité des branches montantes du
maxillaire supérieur. Rétréci en haut par les os propres
du nez, coupé en deux par la cloison médiane, son cali-
bre est encore notablement diminué par les ailes du nez.

Les sinus maxillaires sont situés superficiellement derrière les fosses canines et les parties molles de la joue,

au-dessous de l'orbite, en dehors des fosses nasales, au-dessus de l'arcade dentaire supérieure. Développés aux dépens du maxillaire supérieur, ils sont isolés de ces différentes régions par la muqueuse qui les tapisse et une mince lame de tissu osseux qui les délimite. Ils sont facilement accessibles par la joue, par l'orbite ou par les fosses nasales ; ils ont une forme pyramidale triangulaire à base supérieure, à faces interne, postéro-externe et antéro-externe ; ils s'étendent profondément en arrière jusqu'à la fente ptérygo-maxillaire. Aussi, peut-on se rendre compte des difformités qu'entraîne la destruction de leurs parois et des parties molles qui les recouvrent (obs. IV).

Les sinus frontaux moins volumineux que les précédents sont développés dans l'épaisseur de l'os frontal. Ils sont situés au-dessus des fosses nasales entre les orbites qu'ils surmontent par leurs prolongements latéraux. Ils correspondent sous les téguments à l'espace inter-sourcilier, mais peuvent s'étendre en haut et en dehors sur une étendue très variable chez les divers sujets. Ils forment une cavité triangulaire anfractueuse, tapissée d'une muqueuse et limitée en arrière par la table interne du frontal qui la sépare de la boîte crânienne, en avant par la table externe qui l'isole des téguments ; en dehors ils répondent à la cavité de l'orbite.

Nous avons parlé de la minceur et de la fragilité des parois de l'orbite, qu'il nous suffise d'ajouter que cette cavité a la forme d'un tronc de cône à base antérieure légèrement rétrécie en haut, en bas et en dehors par le bourrelet orbitaire, que son grand axe antéro-postérieur

se dirige en arrière et en dedans et mesure 4 à 5 centimètres ; enfin, ses parois sont doublées par la dure-mère
en haut, la muqueuse du sinus maxillaire en bas, la
muqueuse des voies aériennes en dedans.

Dans l'étude de la muqueuse qui tapisse les cavités de
la face, plusieurs points offrent pour nous un intérêt
majeur. C'est en effet après les avoir examinés que nous
pourrons nous rendre compte :

1° Si l'opération que nous proposons est possible ;

2° Si elle offre des chances de succès ;

3° Si elle donne des résultats avantageux et durables.

Nous cherchons à enlever l'os malade en respectant la
muqueuse sous-jacente saine. Pour cela, il faut que l'os
et la muqueuse ne soient point unis par des adhérences
trop intimes ou que, si la muqueuse et le périoste
ne font qu'un, le périoste et l'os puissent être facilement
séparés, de telle sorte qu'on puisse extirper ce dernier
sans produire de dégâts sur la membrane périostique.
L'opération faite, il faut que la résistance et la vitalité
de la muqueuse lui permettent de se passer du soutien
fourni par la lame osseuse arrachée. Enfin, il faut savoir
si la muqueuse ainsi détachée peut reproduire de l'os, si
on peut espérer qu'avec le temps la lame osseuse enlevée
sera remplacée par une néoproduction de même nature
plus ou moins solide, plus ou moins parfaite. En d'autres
termes, il nous faut étudier :

L'adhérence.

La résistance.

La vitalité et le pouvoir ostéogénique de cette muqueuse.

Les auteurs sont d'accord sur ce point que dans les sinus la couche muqueuse et le périoste ne font qu'un. Kölliker dit : « La muqueuse des cavités accessoires de l'organe olfactif est extrêmement mince et ne peut se séparer du périoste en couche distincte ». Frey : « Dans les sinus la muqueuse est soudée à la surface osseuse de manière que le tissu sous-muqueux joue en même temps le rôle de périoste ». Pour Robin lui-même le tissu sous-muqueux n'existe pas ici. Richet dit que cette membrane est formée de deux feuillets l'un muqueux, l'autre fibreux servant de périoste aux os qu'elle tapisse. Cette union de la couche muqueuse à la couche fibreuse ou périoste lui assurent une résistance plus que nécessaire pour se passer du soutien osseux sur une étendue assez considérable.

La facilité de détacher l'os de la membrane sous-jacente est établie d'une façon non moins certaine. Sappey dit que dans ces régions le périoste est peu adhérent à l'os. C'est également l'opinion de M. Tillaux et les exemples d'hématomes et d'abcès developpés entre le périoste et l'os sont nombreux. Enfin Dolbeau, dans un travail présenté à l'Académie de médecine, a montré que dans les tumeurs osseuses de la région, le périoste en s'ossifiant continuait à rester indépendant de la paroi osseuse sous-jacente.

Restent les questions de vitalité et d'ostéogenèse. On sait que cette membrane est très vasculaire et a priori on pourrait répondre de sa vitalité et de son bourgeonnement dans les cas de dénudation et d'excitation. Les observations que nous allons relater confirment amplement notre affirmation et montrent que dans ce cas on pouvait sur des données anatomiques certaines prévoir les résultats physiologiques obtenus.

Nous n'avons pas le droit de nous appuyer sur le travail de Dolbeau et sur l'ossification du périoste dans les cas de tumeurs osseuses de la région pour conclure au pouvoir ostéogénique de la membrane qui nous occupe. Alors, en effet, ce travail s'est accompli sous l'influence d'une cause spéciale, en quelque sorte spécifique, et qui n'a rien de physiologique ; elle ne saurait présider à tous les faits et notamment à ceux qui nous intéressent.

Nous devons recourir aux expériences d'Ollier sur la régénération des os. Il a démontré que plus un os est épais et mieux il se reproduit, il en résulte que les lames si minces du maxillaire supérieur auraient peu de chance de reproduction, et cependant ajoute-t-il, elle doit se faire par places. Il cite un exemple où cette réparation a paru évidente, mais il a soin de faire remarquer qu'il est difficile de se rendre compte de la régénération osseuse de cet os ; on ne peut le faire que par l'examen extérieur et il faut se méfier des fausses apparences, car les tractus fibreux de cicatrisation très serrés et tendus peuvent en imposer.

Dans ses expériences (t. I, p. 282 et suivantes), Ollier a montré que chez les jeunes sujets, la résection de la voûte palatine était suivie d'une régénération rapide et complète quand on avait eu soin de conserver les deux périostes. Le résultat est beaucoup moins parfait si on ne conserve qu'un seul périoste, car alors il est exposé soit dans la bouche, soit dans le nez au contact de l'air ; la régénération s'exécute encore mais incomplète, sous forme de grains osseux disséminés. Il est clair que dans tous ces cas d'ostéogenèse on doit tenir un grand compte de l'âge du sujet.

Cependant chez une malade d'Ollier, âgée de dix-neuf ans, à qui il avait fait la résection partielle de la voûte palatine pour une ostéite suppurée avec séquestres, et qui fut revue cinq ans après l'opération, le tissu osseux s'était en partie reformé. Il pense que dans les cas de ce genre où il n'y a pas reproduction osseuse, la cause doit être cherchée dans une altération du périoste ou dans l'âge trop avancé du sujet.

Nélaton aurait constaté plusieurs fois l'ossification ultérieure du périoste détaché de l'os dans les résections sous-périostées de la voûte palatine exécutées pour aller à la recherche des polypes naso-pharyngiens (OLLIER, t. II, p. 144).

D'autre part dans sa thèse d'agrégation M. Trélat ne croit pas à la régénération osseuse après les nécroses phosphorées. Mais Billroth, 1865, et Ollier en ont observé des exemples.

Enfin, il n'est pas jusqu'à la dure-mère qui ne puisse reproduire de l'os, mais comme elle perd ses propriétés de meilleure heure c'est-à-dire à un âge moins avancé, le fait a pour nous une importance moindre. Nous devions cependant nous en préoccuper, car le chirurgien peut arriver à son contact notamment dans l'extirpation des tumeurs de l'orbite.

Observation I

Épithélioma de la face greffé sur un lupus.

Le nommé S. J. B., 53 ans, cordonnier, est entré à l'hôpital Saint-Louis, salle Nélaton, n° 18, le 16 janvier 1888.

Père mort à 82 ans, d'une hémiplégie gauche. Deux sœurs mortes de tuberculose pulmonaire. A l'âge de 5 ans, abcès froids sur différentes parties du corps et cicatrices consécutives profondes adhérentes aux os, avant-bras droit, cou-de-pied droit. A 8 ans, adénites cervicales suppurées du côté gauche, cicatrices gaufrées.

A 12 ans, otite et écoulement d'oreille. Début du lupus, à l'âge de 8 ans, au niveau de la joue gauche ; l'affection fit des progrès et plus tard de 20 à 24 ans, le malade fut soigné à Saint-Louis par Cazenave ; on lui faisait des badigeonnages de biiodure de mercure, on lui donnait de l'huile de foie de morue. Depuis cette époque le malade ne s'est plus soigné.

Il y a un an apparition sur la joue droite, au niveau de l'apophyse malaire, d'une petite croûte au-dessous de laquelle existait une petite ulcération de la largeur d'un petit pois. La croûte s'est étendue, l'ulcération s'est agrandie et le malade est venu à l'hôpital.

Actuellement toute la face est couturée par les cicatrices d'un lupus tuberculeux symétrique qui a respecté le front, la lèvre inférieure et le menton. Les deux paupières inférieures sont en ectropion ; les narines sont rongées, le cartilage de la cloison a été éliminé ; mais le lupus semble éteint ; à la partie supérieure seule on voit une zone de tubercules saillants en activité.

L'ulcération qui occupe la partie supéro-externe de la joue est régulièrement arrondie et mesure 5 centimètres de diamètre environ ; elle empiète par sa partie supérieure sur le petit angle de l'œil droit et descend inférieurement jusqu'à la partie moyenne de la joue. Elle est peu profonde, ses bords sont surélevés en bourrelet et même renversés en dehors, le fond est inégal et montueux, recouvert de bourgeons charnus vermeils et suintants, saignant très facilement. Depuis 3 à 4 mois les douleurs sont apparues lancinantes et s'irradiant dans toute la moitié droite de la tête ; le malade a maigri ; il n'y a pas de ganglions préauriculaires, ni sous-maxillaires. On porte le diagnostic épithélioma, et le 4 février on opère le malade sous le chloroforme.

Des pinces droites à mors longs sont placées sur l'aile droite du nez, sur la lèvre supérieure, dans la commissure labiale droite, sur l'angle externe de l'œil droit et assurent l'hémostase préventive. On fait un incision circulaire au bistouri et on délimite ainsi les parties malades. Des pinces sont placées sur les vaisseaux qui saignent encore. On incise les parties molles et on les enlève ; on arrive sur le périoste et on s'aperçoit que la tumeur l'a déjà envahi et contracte des adhérences avec lui et avec les parties osseuses sous-jacentes.

Avec la pince emporte-pièces et à petits coups on rogne les lames surperficielles de l'os malaire, et le rebord orbi-

taire ; on extirpe toute la paroi antérieure du sinus maxillaire, et on met à nu la fibro-muqueuse qui la tapisse ;
elle est saine, on la laisse intacte.

On enlève les pinces qui ont fait l'hémostase préventive
et 2 heures après toutes les autres pinces peuvent être
enlevées.

Lavage de la plaie au sublimé ; pansement iodoformé
ouaté compressif ; un peu d'ouate sèche protège l'œil
droit.

5 février. Va bien, pas de fièvre, souffre peu.

Le 7. Va bien, on renouvelle le pansement.

Le 11. La fibro-muqueuse du sinus maxillaire bourgeonne très bien.

Le 15. Toute la plaie est couverte de bourgeons ; la
fibro-muqueuse du sinus maxillaire ne se distingue pas
des parties voisines.

5 mars. La plaie est à peine large comme une pièce
de 5 francs.

Le 14. La plaie est en bonne voie de cicatrisation et
large comme une pièce de 2 francs.

3 avril. Il n'existe plus qu'une petite plaie au-dessous de l'angle externe de l'œil ; la paupière supérieure
est fortement attirée en bas et en dehors et recouvre
l'œil en partie. La paupière inférieure est en ectropion.

Le 29. Cicatrisation complète. Pas de dépression bien
appréciable au niveau du sinus maxillaire. La pression
en ce point montre qu'on se trouve sur des tissus de
cicatrice durs et résistants. Il y a en somme très peu de
déformation de la face ; le malade quitte l'hôpital guéri.

OBSERVATION II

Épithélioma récidivé de la racine du nez.

Le nommé M. J., 49 ans, marchand de vins, est entré le 18 novembre 1887 à l'hôpital St-Louis, salle Nélaton, n° 15. Ses antécédents héréditaires morbides sont inconnus. Il a toujours joui d'une parfaite santé, sauf une fluxion de poitrine à l'âge de 8 ans et un traumatisme de la hanche à 20 ans.

En mars 1887, il a été opéré d'un épithélioma siégeant à la racine du nez sur la partie latérale droite. Depuis cette époque, et bien que la cicatrisation ait été obtenue en quelques jours, il a toujours éprouvé des douleurs assez vives dans la région orbito-frontale, douleurs irradiées à tout le côté droit de la tête et jusque dans la nuque.

3 février 1888. Au niveau de l'angle interne de l'œil droit existe une ulcération de la largeur d'une pièce de 50 cent. ; elle est bourgeonnante, suintant un liquide muco-purulent, à bord surélevés et épaissis, elle saigne facilement. Au pourtour de l'ulcération les tissus sont indurés et rougis. La commissure interne de l'œil est attirée en haut et en dedans. L'ulcération paraît s'être développée sur la cicatrice opératoire.

L'état général est resté bon.

Le 4. Opération sous le chloroforme. On circonscrit largement au bistouri les parties malades, on arrive sur les surfaces osseuses. On résèque avec la pince emporte-pièces la partie antérieure de la paroi interne de l'orbite, la partie supérieure de la branche montante du maxillaire et l'os propre du nez à sa partie supérieure. Malheureusement en ces points la pituitaire sous-jacente parait malade, on ne juge pas prudent de la conserver on l'enlève, et on établit ainsi une communication avec l'intérieur des fosses nasales.

Il n'en est pas de même au niveau du sinus frontal; après avoir enlevé avec la pince emporte-pièces la lame antérieure du frontal, on tombe sur la fibro-muqueuse du sinus qui parait saine et qu'on conserve intacte. La partie interne des paupières ayant été enlevée, on les réunit en dedans avec un point de suture.

On protège l'œil avec un tampon d'ouate, on bourre la plaie de gaze iodoformée. Pansement compressif.

Le 5. Va bien. Pas de fièvre, ne souffre pas.

Le 7. On renouvelle le pansement. Lavage de l'œil à l'eau boriquée. La plaie va très bien.

Le 11. On retire le point de suture qui réunissait les paupières. L'œil imparfaitement protégé du pansement iodoformé, est rouge. Lavage boriqué.

Le 15. La fibro-muqueuse du sinus frontal bourgeonne très bien. La plaie commence à se rétrécir.

1er mars. La plaie se rétrécit; la fibro-muqueuse du sinus se cicatrise, l'œil n'est plus enflammé et le malade quitte l'hôpital.

10 août. Le malade vient nous revoir. A l'angle interne de l'œil existe un orifice du diamètre d'un petit pois qui établit une communication assez large avec l'intérieur des fosses nasales. La rétraction des tissus

n'a pu être assez complète pour combler cet orifice qui est devenu permanent et par où l'air passe librement. Les paupières sont attirées en dedans. Sur le sinus frontal existe un tissu de cicatrice dur et résistant et en somme il n'y a pas d'autre déformation qu'une dépression assez profonde au niveau de la racine du nez et de l'angle interne de l'œil droit.

Observation III

Communiquée par M. Péan.

Épithélioma tubulé de la voûte palatine.

M. A..., 31 ans, jardinier, entré le 3 janvier 1888, salle Nélaton, n° 12 et opéré à la clinique du 7 janvier.

Père, mère, deux sœurs jouissent d'une bonne santé. Il n'a jamais fait de maladie grave, mais dans l'enfance il était très sujet aux angines. Il a été réformé pour une hernie gauche. Pas de syphilis, ne paraît pas alcoolique.

Il y a 4 ans, il a vu se développer sur la moitié gauche de la voûte palatine une tumeur qui n'a pas tardé à s'abcéder et à s'ouvrir spontanément. Après la sortie du pus, cette tumeur, loin de disparaître, a augmenté de volume surtout depuis un an et elle détermine une gêne considérable de la parole, de la mastication et de la déglutition en même temps qu'elle est le siège de douleurs lancinantes.

Actuellement, en faisant ouvrir la bouche, on aperçoit sur la voûte palatine du côté gauche, et débordant la

ligne médiane en arrière une tumeur du volume d'une
moitié d'œuf coupé suivant sa longueur, ovoïde, à grosse
extrémité postérieure et s'étendant des dents incisives et
canines jusqu'au voile du palais qu'elle soulève. Cette
tumeur limitée en avant par l'arcade dentaire déborde
en arrière les dernières dents et les coiffe pour ainsi
dire. La muqueuse qui la recouvre présente une colora-
tion plus foncée qu'à l'état normal et laisse voir çà et là
par transparence des points blanchâtres variant de la
grosseur d'une tête d'épingle à celle d'une lentille et
ayant tout à fait l'aspect du tissu fibro-cartilagineux.
Autour de ces points blanchâtres rampent des vaisseaux
dilatés. Au toucher, la tumeur paraît homogène et franchement solide dans toute son étendue ; elle est plus
dure que les adénomes, moins dure que les sarcomes et
les ostéomes, moins élastique que les tumeurs cartilagi-
neuses. Sa consistance se rapproche davantage de celle
des fibromes. Elle ne présente pas de bruit de parchemin
et semble placée entre l'os et la fibro-muqueuse.

État général du malade très satisfaisant.

7 janvier 1888. Anesthésie par le chloroforme. La
bouche étant maintenue ouverte et la langue abaissée
nous circonscrivons par une incision antéro-posté-
rieure légèrement curviligne la partie de la tumeur qui
correspond à la ligne médiane, puis avec une rugine nous
détachons la fibro-muqueuse qui recouvre la tumeur et
nous la faisons rétracter avec des pinces. Cela fait il ne
reste plus qu'à enlever la tumeur elle-même, ce qui est
facile en glissant une spatule à bord tranchant entre elle
et la voûte palatine. Lorsque cette ablation est terminée,

avec la même spatule nous grattons la voûte palatine et le bord alvéolaire qui était en rapport avec la tumeur de façon à prévenir le plus possible la récidive. Le sang qui s'écoule des artères palatines divisées est aussitôt arrêté par la spongiopressure.

Examen histologique fait par M. Brault. — Épithélioma tubulé constitué par de petites cellules polyédriques. Le stroma est formé par du tissu conjonctif muqueux.

21 janvier. La plaie opératoire au lieu de se cicatriser a pris les caractères de celles qui deviennent épithéliomateuses. Les bords se sont épaissis, soulevés, renversés, en dehors ; son fond est devenu promptement inégal, saignant, grisâtre.

Nouvelle opération sous le chloroforme.

Nous commençons par faire une incision préliminaire sur le milieu de la lèvre supérieure jusqu'à la sous-cloison après avoir fait le pincement préventif des vaisseaux qui s'y rendent ; puis de l'extrémité supérieure de cette première incision, nous en traçons une seconde qui divise horizontalement la base de la lèvre en contournant l'aile du nez. Nous détachons alors par dissection les parties molles de la joue jusqu'à la fosse canine. Cela fait, nous enlevons les deux premières molaires ainsi que la canine du côté malade, puis avec de fortes pinces emporte-pièces nous enlevons successivement toute la portion alvéolaire et la moitié gauche de la voûte palatine jusqu'au voile du palais dont la portion antérieure est elle-même excisée sans que nous ayons eu besoin de léser la fibro-muqueuse qui tapisse le plancher des fosses nasales, et celle qui double la voûte palatine au niveau du sinus maxillaire.

L'examen histologique fait par M. Brault a montré que le tissu enlevé ne contenait pas trace de l'ancienne tumeur. A la surface, c'est à dire au niveau de la muqueuse buccale, il existe un revêtement épithélial disposé sur plusieurs couches et dont les prolongements s'enfoncent dans le derme ; ce revêtement repose sur des papilles hypertrophiées. Peut-être serait-il devenu à courte échéance le point de départ d'une nouvelle prolifération épithéliale.

Les suites de l'opération furent des plus simples. Il n'existait qu'un petit orifice, situé en dehors, au niveau de la cloison externe des fosses nasales et les faisant communiquer avec la cavité buccale. Le malade put se nourrir d'aliments liquides. La fibro-muqueuse mise à nu suppura légèrement, se mit à bourgeonner et trois mois après la réparation était suffisante pour que le malade put porter un appareil prothétique destiné à obstruer le petit orifice de communication et à protéger la fibro-muqueuse.

Quelque temps après on revit le malade, il n'y avait pas trace de régénération osseuse.

M. Péan fait suivre cette observation des considérations suivantes : Bien que l'examen histologique ait montré qu'il n'y avait pas encore d'éléments bien nets de récidive, les caractères que présentait la plaie étaient suffisants pour faire craindre que cette récidive ne se produisit à brève échéance. Il n'y avait donc qu'à chercher à dépasser les limites du mal et à réséquer la portion sous-jacente du squelette que nous avions tenté de ménager. Or, pour atteindre ce but, le pincement des vaisseaux et le morcellement nous ont été précieux, non seulement en raison de la facilité avec laquelle ils nous ont permis d'exécuter l'opération, mais aussi et surtout parce qu'ils nous ont permis de conserver la fibro-muqueuse nasale et du sinus maxillaire. Cette conservation était doublement avantageuse en ce que d'une part elle empêche les liquides de la bouche de passer à travers le sinus maxillaire et dans les fosses nasales et d'autre part elle facilite extrêmement la pose d'un appareil prothétique.

OBSERVATION IV

Épithélioma de l'orbite.

Le nommé N. T., âgé de 39 ans, est entré dans la salle Nélaton, n° 29, le 26 mars 1888. Il est cultivateur. Il n'a pas d'antécédents héréditaires morbides ; il n'a jamais eu de maladie aiguë ; il n'est point syphilitique ni alcoolique. Il habite la République Argentine depuis 22 ans ; il raconte qu'il y a 11 ans il lui poussa une petite verrue sur la paupière inférieure droite ; il la fit couper ; la plaie ne guérit point, le mal s'étendit : on lui fit encore une petite opération. Il y eut récidive et ce n'est qu'après avoir subi une dizaine d'opérations qu'il s'est décidé à venir à Paris ; la dernière date de deux ans et demi et consista dans l'énucléation de l'œil.

La paupière inférieure a été complètement détruite ; la paupière supérieure tombe et vient obstruer la cavité de l'orbite. Le néoplasme a récidivé sur la cicatrice de

la paupière inférieure. Les bords sont durs, bourgeon-
nants, parsemés de mamelons rougeâtres ; les vaisseaux
qui y arrivent sont développés. En largeur, l'épithélioma
s'étend de la racine du nez à l'apophyse orbitaire externe.

Le bord libre de la paupière supérieure et sa face con-
jonctivale sont envahis ; l'orbite est rempli de bourgeons
fongueux, saignants et suintants, de nature épithéliale.

Dans la région sous-maxillaire on sent deux ganglions
gros comme une noisette.

L'état général est excellent, l'appétit bon, les viscères
normaux, mais le malade souffre beaucoup, les douleurs
s'irradient superficiellement dans la région temporale et
jusque dans la nuque.

26 mai. Opération sous le chloroforme ; incision circulaire au thermocautère partant de la racine du nez
sur la ligne médiane, descendant sur la joue, s'étendant sur la tempe et comprenant la paupière supérieure jusqu'au sourcil. Puis avec des pinces emporte-
pièces, on enlève toutes les parties molles, on vide la
cavité de l'orbite et on arrive sur ces parois osseuses qui
semblent envahies par la tumeur. Supérieurement et avec
précautions on réséque la voûte de l'orbite, et on peut
constater que la tumeur ne pousse pas de prolongements
dans la dure-mère.

En bas on cherche à réséquer le plancher de l'orbite
en respectant la fibro-muqueuse du sinus maxillaire ;
mais elle est déjà envahie, il faut ouvrir largement le
sinus, réséquer même sa paroi postérieure et arriver
jusque sur l'apophyse ptérygoïde. En dedans il faut enlever la paroi interne de l'orbite, réséquer les cellules

ethmoïdales, et attaquer la muqueuse de telle sorte qu'on établit avec les fosses nasales une communication par où l'air passe librement. Au bout de deux heures on peut enlever toutes les pinces qui ont fait l'hémostase ; on n'en laisse que trois à demeure ; une d'elles est placée sur l'ophtalmique. La cavité ainsi délimitée jointe à celle du sinus maxillaire est énorme. On la bourre de gaze iodoformée.

28 mai. On enlève les trois pinces laissées à demeure. Lavage de la plaie. Le malade va très bien et ne souffre pas ; nouveau pansement qu'on renouvelle tous les 4 ou 5 jours. Les suites de l'opération sont simples : le malade se lève, pas de fièvre, appétit excellent, il ne souffre pas ; mais la suppuration est abondante et le pus passant par l'orifice de communication des fosses nasales, tombe dans l'arrière-gorge et provoque des expuitions continuelles. Cependant la plaie bourgeonne de toutes parts, la suppuration diminue, l'orifice des fosses nasales se rétrécit quoique toujours perméable à l'air, la voûte de l'orbite est cicatrisée et le 15 décembre cette cavité autrefois énorme pourrait à peine contenir la petite extrémité d'un œuf de poule.

OBSERVATION V

Épithélioma de la joue.

Le nommé P. F., cultivateur, âgé de 74 ans, est entré le 20 décembre 1888 à l'hôpital St-Louis, salle Nélaton, n° 37. Il n'a jamais eu de maladie grave. Il n'est point alcoolique, ni syphilitique.

Il y a un an, apparition sur la joue gauche d'un petit bouton qui s'est rapidement ulcéré. Il formait une croûte qui tombait laissant après elle une ulcération agrandie. Depuis deux mois, souffrances atroces qui font implorer au malade une opération. En outre, hémorrhagies assez fortes et se renouvelant fréquemment.

La joue gauche est envahie par une grosse tumeur ulcérée; s'étendant de la région temporale au bord inférieur de la mâchoire et depuis le lobule de l'oreille qui est envahi jusqu'au voisinage du sillon naso-jugal. Elle est dure et profondément ulcérée à son sommet. Les bords de l'ulcération sont en pente douce et le fond est rempli de bourgeons saignants baignés dans un pus ichoreux fétide.

Les mouvements d'abaissement et de déduction du maxillaire inférieur sont très limités. L'état général est assez bien conservé.

29 décembre. On opère le malade. La tumeur est circonscrite avec le thermo-cautère. Les tissus superficiels une fois enlevés, on place les pinces hémostatiques sur les vaisseaux qui saignent et on attaque les parties profondes avec les pinces emporte-pièces ; on extirpe tous les tissus malades; on résèque l'os malaire et l'apophyse zygomatique ; on met à nu toute la branche montante du maxillaire inférieur dont on enlève les lames superficielles.

Au niveau du maxillaire supérieur, on trouve la paroi postéro-externe du sinus envahie par la tumeur, on la résèque avec les pinces emporte-pièces; on ne touche pas

M.   3 à la fibro-muqueuse qui paraît saine et le sinus n'est pas ouvert.

On laisse des pinces à demeure, on fait un pansement iodoformé, ouaté, compressif.

1er janvier. Le malade va bien.

III

L'étude anatomique des os de la face et des fibro-
muqueuses qui les tapissent faisait prévoir que l'opération
que nous avons en vue est possible. Les observations
que nous avons publiées, quoique en petit nombre, prou-
vent que non seulement elle est possible mais encore
qu'elle n'offre pas de difficulté sérieuse, et montrent les
avantages qu'elle procure.

La face toujours découverte, toujours apparente est la
région où l'on doit mettre le plus de soins à éviter les
difformités. Dans l'observation I nous voyons le malade
guéri en moins de trois mois. Nous notons qu'il n'y a
pas de dépression appréciable au niveau du sinus maxillaire. La paupière supérieure, il est vrai, fortement tirée
en bas et en dehors, recouvre l'œil en partie sans cependant empêcher le malade de voir ; la paupière inférieure
est en ectropion très prononcé, mais en somme la difformité est loin d'être repoussante. Si l'on n'avait pas eu
recours au procédé que nous indiquons ; ou bien il eut
fallu se contenter de gratter la surface de l'os et l'opération eut risqué d'être incomplète ; ou bien il eut fallu enlever du même coup la muqueuse du sinus et de la sorte
on ouvrait une large cavité qui eut suppuré abondamment
et n'eut pu se combler même avec le temps.

Aurait-on dû alors avoir recours à une autoplastie

et chercher à dissimuler la cavité derrière un lambeau de peau saine. Mais on opérait sur une face dont les tissus avaient déjà subi des modifications profondes ; la peau était couverte de cicatrices lupiques, et n'aurait pu se prêter à une opération de cette nature ; on eût été obligé de prendre le lambeau sur une autre partie du corps.

Dans ce cas comme dans l'observation II, il ne faut pas oublier que la tumeur opérée était un épithélioma, c'est-à-dire qu'on était exposé à une récidive, quelles que fussent les précautions prises pour enlever complètement le néoplasme. On aurait donc risqué de faire une opération inutile pour deux raisons : la première pouvait tenir à l'insuccès opératoire de l'autoplastie et à la mortification du lambeau par défaut de vitalité des tissus voisins ; la seconde à la destruction du lambeau par l'épithélioma récidivé.

Supposons maintenant qu'il ne s'agisse plus d'un épithélioma et surtout d'un épithélioma greffé sur des téguments notablement modifiés par les cicatrices d'un lupus ; supposons qu'on ait affaire à des productions morbides pour lesquelles la récidive n'est point à craindre, et que pour éviter plus complètement encore la déformation on se décide à avoir recours à l'autoplastie. Il sera bien plus facile de la faire si l'on a eu soin de conserver la fibro-muqueuse ; car on a ainsi une surface plane, résistante, bourgeonnante et bien nourrie sur laquelle le lambeau viendra s'appliquer exactement et qui contribuera pour une large part à sa nutrition.

Ainsi donc la conservation de la fibro-muqueuse présente déjà ce double avantage.

1° Elle diminue la difformité du fait seul de son existence.

2° Elle est un élément de succès important si on a plus tard recours à une autoplastie réparatrice.

Les expériences physiologiques d'Ollier que nous avons signalées pouvaient laisser espérer la consolidation consécutive du squelette ; elle n'a pas été notée dans nos observations. Rien d'étonnant si l'on veut bien se rappeler que les malades qui en font l'objet ont tous de 31 à 53 ans, c'est-à-dire sont arrivés à un âge sans doute avancé pour une reproduction osseuse par des lames aussi minces que celles de la face. La jeune femme chez qui Ollier constatait la réparation de la voûte palatine 5 ans après son extirpation n'avait que 19 ans. D'ailleurs nous ne saurions être affirmatif à ce sujet, car les dates des opérations de nos malades sont trop récentes : Janvier Février et Mars 1888. Il est certain que pour la résistance de la face et pour les traumatismes qu'elle peut avoir à subir la consolidation osseuse aurait une grande utilité ; mais, sans en tenir compte, la conservation seule de la fibro-muqueuse et les tissus cicatriciels qui se forment à ses dépens offrent dans la majorité des cas un point d'appui suffisant. A la voûte palatine elle facilite singulièrement la pose d'un appareil prothétique, appareil qui n'est point indispensable puisque la séparation des deux cavités buccale et nasale est assurée sans lui, mais dont il serait imprudent de priver la malade. On exposerait inutilement une muqueuse dépourvue de son soutien osseux aux traumatismes à chaque instant répétés de la mastication, de la déglutition et de la phonation.

Sur les sinus maxillaires, la résistance opposée par la fibro-muqueuse des parois antérieure et supérieure est aussi d'une grande importance.

Dans nos observations I et II, il s'agissait de tumeurs ayant envahi les téguments et par suite nécessité leur ablation ; la conservation de la fibro-muqueuse s'imposait pour masquer une cavité béante et éviter la déformation ; elle s'impose pour offrir un point d'appui aux téguments lorsqu'on a pu les conserver et arriver quand même sur la tumeur et la lame osseuse à extraire. Alors, en effet, après une incision dont nous n'avons pas à poser les règles, on décolle la peau, on extrait le néoplasme, on suture les lèvres de l'incision, la cicatrice est en général peu apparente et peu disgracieuse.

Mais si dans cette opération, on a réséqué particiellement la paroi antérieure du sinus maxillaire ou du sinus frontal sans garder le périoste externe malade, ni la fibro-muqueuse qui était saine et qu'on n'a pas songé à conserver, il se produit par rétraction des tissus, un affaissement consécutif de la joue que la résistance de cette membrane eût été à elle seule susceptible d'empêcher.

Les avantages tardifs que présente la conservation de la fibro-muqueuse pour l'isolement des cavités de la face sont nombreux. Notamment, en ce qui concerne la séparation de la bouche et du nez, nous voulons parler de la phonation, de la mastication et de la déglutition. Ils sont tels que Larghi, déjà en 1851, après une résection sous-périostée du maxillaire supérieur, et pour avoir plus de chances d'isoler les cavités buccale et nasale, imagina de réunir le plan périostique vertical externe au plan horizontal ou palatin. Il ne faisait que se conformer à cette règle qui montre qu'une membrane périostique á plus de chances de vivre et de se régénérer lorsqu'elle est appliquée à une membrane de même nature, que si elle est libre et exposée à l'air par sa surface avivée.

Mais on trouve dans cette séparation des cavités, des avantages immédiats qui ne manquent pas d'intérêt. Ils ont trait à la marche et à la guérison des plaies opératoires. Si, en effet, on peut les mettre à l'abri de l'air et les recouvrir d'un pansement antiseptique, la suppuration est nulle ou insignifianfe, la plaie bourgeonne vite et la cicatrisation est rapide. Si, au contraire, elle est au contact de l'air qui a pénétré par la bouche ou par les fosses nasales, elle suppure abondamment et la réparation est plus difficile et plus longue à obtenir. Nous en voyons un exemple dans notre observation IV, chez le malade où la cloison orbito-nasale avait été ouverte ; la suppuration fut longue et abondante.

IV

Le moyen le plus simple pour pratiquer cette opération est le morcellement et l'emploi des pinces emporte-pièces. Chaque fois qu'il s'agit de ménager des tissus et d'opérer sur des régions délicates, on doit se débarrasser d'abord des masses volumineuses et gênantes pour voir clair et se trouver à l'aise en face de la difficulté à résoudre. Donc après avoir assuré, s'il y a lieu, l'hémostase préventive, comme nous l'indiquons dans nos observations, on attaquera hardiment la tumeur qui nous sépare du plan osseux ; on la segmentera du centre à la périphérie pour suivre ses prolongements et pour éviter avec plus de soin les organes périphériques vaisseaux ou nerfs qui affectent avec elle des rapports de contiguïté. Il est certain que pour agir de la sorte il faut être muni de pinces hémostatiques destinées à compléter l'hémostase préventive.

Le choix de l'instrument dont on doit se servir pour pratiquer le morcellement de ces parties molles a peu d'importance : ciseaux, bistouri, pinces emporte-pièces. Nous croyons cependant avoir remarqué que ces dernières avaient leur utilité même dans l'extirpation des parties molles. Nous dirons pourquoi.

Quand on est arrivé sur la surface osseuse, on la met à jour sur une étendue suffisante. Dans les exemples que nous avons rapportés le périoste était lui-même envahi par le néoplasme et il n'y avait point à chercher à le conserver. S'il en était autrement, on le décollerait avec la rugine par les procédés habituels et on se contenterait d'enlever l'os malade.

Nous avons voulu bien limiter notre sujet et nous occuper exclusivement de quelques os de la face, sinon, il nous eut été facile de montrer l'utilité des pinces emporte-pièces dans grand nombre de résections. Toutefois, ce que nous avons décrit a une telle analogie avec les résections sous-périostées des côtes, qu'il nous paraît bon d'indiquer le manuel opératoire à suivre avec le même procédé.

Il n'est pas toujours facile de décoller le périoste sur la surface profonde des côtes lorsqu'elles sont malades et qu'elles ont contracté avec lui des adhérences intimes. Le maniement de la rugine peut exposer à des échappées, à la blessure des vaisseaux intercostaux, et même à la déchirure de la plèvre. La section de la côte avec les cisailles n'est pas à l'abri de dangers, car l'instrument demande qu'on emploie une certaine force, et un mouvement trop brusque fait courir le risque de lésions graves. Rien de plus facile au contraire avec les pinces emporte-pièces. On n'a qu'à décoller le périoste sur la face superficielle, puis à petits coups et par morcellement enlever l'os de l'extérieur vers l'intérieur, jusqu'à ce qu'on arrive sur le périoste interne qu'on est sûr de ne point léser ni entamer; les parties voisines, vaisseaux et plèvre sont tenues par lui hors de danger.

La pince emporte-pièces est un levier du premier

genre. Elle se compose de deux branches, d'une articulation, de deux mors obliques sur son axe et en forme de curette tranchante aplatie. Entre les branches est un ressort qui ouvre la pince quand on n'exerce plus de pression sur elles. Ces branches sont très longues, les mors au contraire très courts. Le point d'appui ou articulation est très rapproché de la résistance et éloigné de la puissance. Mais ce qui augmente considérablement la force de cette pince, c'est l'obliquité des mors sur son

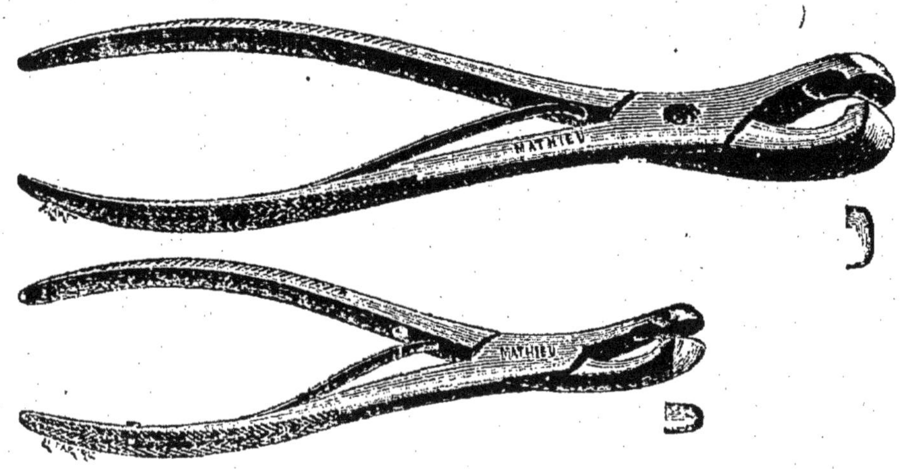

axe. Quand elle est fermée, les curettes s'adaptent exactement sur toute la longueur de leur tranchant et l'adaptation est si parfaite qu'on peut couper un ongle ou une mince feuille de papier ; quand elle est ouverte, les becs inférieurs des mors sont plus rapprochés l'un de l'autre que les becs supérieurs. Il en résulte que lorsqu'on fermera la pince, la masse saisie sera attaquée d'abord par les becs inférieurs puis successivement par tout le tranchant jusqu'aux becs supérieurs ; la section ne se fait pas en masse, mais progressivement de l'extrémité inférieure vers la supérieure quoique finissant partout en même temps.

La puissance de leur levier les prédispose au rôle d'écraseur, ce qui nous a semblé utile dans la section des parties molles. L'hémorrhagie est moins abondante avec elles qu'avec le bistouri ou les ciseaux ; l'écrasement des tissus contribue à leur hémostase. Mais c'est surtout pour l'ablation des tumeurs de consistance osseuse, ou pour la résection des os qu'elles rendent des services ; elles les entament sans difficulté, on peut les manier d'une seule main et sans déployer une force considérable. Si peu que l'os présente une saillie ou une aspérité elles mordent sur lui ; et si on affaire à une surface plane, sans arête et sans bosselure on n'a qu'à tailler une petite encoche pour permettre une première application ; dès qu'on a fait sauter une mince écaille, l'opération se continue avec la plus grande facilité. Elle se fait sans efforts, sans secousses, sans ébranlements. La partie à enlever est bien circonscrite et on n'a pas à craindre d'aller au delà ; pas de décollements, pas de lésions de voisinage à redouter. Enfin, comme il existe des pinces de dimensions diverses, on peut les avoir assez petites pour manœuvrer dans un espace très restreint.

Les autres instruments, qui entrent dans l'outillage pour opérations sur les os ne nous paraissent pas réunir les mêmes avantages. Manier la gouge et le maillet sur des lames osseuses d'une minceur aussi remarquable que celles de la face demanderait une adresse surprenante.

Est-il possible d'attaquer avec eux les sinus maxillaires ou les sinus frontaux et de se contenter d'inciser l'os sans toucher à la fibro-muqueuse appliquée contre lui. Pour notre compte nous n'avons pas réussi et ayant tenté deux fois l'expérience chez le cadavre sur la face antérieure des sinus maxillaires nous avons chaque fois pénétré dans la cavité en crevant la muqueuse. Ajoutons que les chocs sur ces lames minces et fragiles sont éminemment propices aux éclatements et aux fissures à distance.

L'emploi de la gouge à manche et de la rugine est passible des mêmes objections ; on ne saurait les manier avec assez de précautions et de douceur. Pour qu'elles entament l'os il faut appuyer fortement sur elles et s'exposer à des échappées qui perforent la muqueuse, qui entaillent les tissus voisins, qui décollent l'os ou le brisent sur une étendue trop considérable.

Quant à la curette tranchante, elle n'est pas assez puissante pour tenter avec elle une opération de ce genre. On peut s'en servir pour un curage, un grattage superficiel, non pour une véritable résection osseuse.

CONCLUSIONS

I. — Il est possible de réséquer les parois des cavités de la face sans ouvrir ces cavités et sans toucher à la fibro-muqueuse qui tapisse les parois.

II. — Cette opération offre de grands avantages.

III. — Le morcellement avec les pinces emporte-pièces facilite l'opération.

IMPRIMERIE LEMALE ET Ce, HAVRE

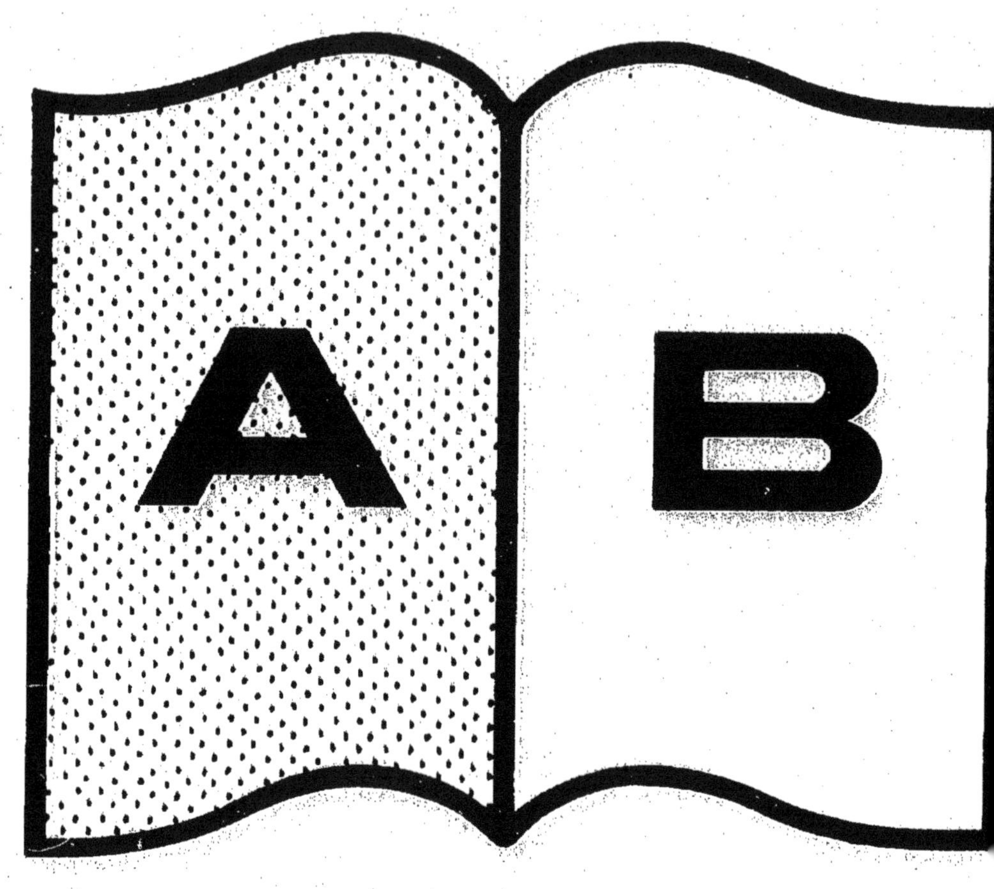

Contraste insuffisant

NF Z 43-120-14

9 782013 604345